新型冠状病毒肺炎校园防护手册

冯勇　熊勇　主编

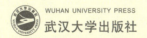
武汉大学出版社

图书在版编目(CIP)数据

新型冠状病毒肺炎校园防护手册/冯勇,熊勇主编.—武汉:武汉大学出版社,2020.5
ISBN 978-7-307-21449-1

Ⅰ.新… Ⅱ.①冯… ②熊… Ⅲ.日冕形病毒—病毒病—肺炎—预防(卫生)—手册 Ⅳ.R563.101-62

中国版本图书馆 CIP 数据核字(2020)第 053415 号

责任编辑:鲍 玲　　责任校对:李孟潇　　整体设计:涂 驰

出版发行:**武汉大学出版社**　　(430072　武昌　珞珈山)
　　　　　(电子邮箱:cbs22@whu.edu.cn 网址:www.wdp.com.cn)
印刷:湖北恒泰印务有限公司
开本:889×1194　1/32　印张:3　字数:57 千字
版次:2020 年 5 月第 1 版　　2020 年 5 月第 1 次印刷
ISBN 978-7-307-21449-1　　定价:15.80 元

版权所有,不得翻印;凡购买我社的图书,如有质量问题,请与当地图书销售部门联系调换。

谨以此书献给奋战在抗击新型冠状病毒肺炎一线的英雄们！献给英雄的湖北人民和武汉人民！献给每一位经历过这场特殊战斗的人！

序 言

全国人民刚刚经历了一场没有硝烟的战争，湖北是主战场，而武汉是战情最严峻的中心。

新型冠状病毒肺炎疫情发生后，党中央高度重视，习近平总书记时刻关注疫情形势，把疫情防控作为头等大事来抓，亲自指导、亲自部署，提出坚定信心、同舟共济、科学防治、精准施策的总要求。党中央及时制定疫情防控方针政策，确保疫情防控有力有序推进，坚决遏制疫情扩散蔓延，并加强对湖北和武汉疫情防控工作的指导，当机立断，迅速动员全国之力予以支援。

有了党中央积极有效的部署，一支支国家和外省的军地医疗队伍齐聚武汉，谱写出一首首防疫抗疫的壮歌；一车车医疗和生活物资被拉到武汉，全国各地竭尽所能守望相助，共克时艰；各行各业的人们捐款捐物，雪中送炭，温情满满；全国人民乃至全世界各地的朋友们为武汉加油打气……武汉人民也以自己的方式为抗击疫情助力。于是，就有了：主动接送医护人员上下班的志愿者司机；小区封闭管理时期挨家挨户运送各种生活必需品的社区工作人员和志愿者；坚守岗位默默奉献，清扫各种医疗垃圾和其他垃圾的保洁和环卫工人……所有在非常时期坚守在家里的普通人，也以"宅家"阻断病毒传染的方式为这次"战疫"奉献了自己的力量。

武汉是一座英雄的城市，武汉大学是一所伟大的大学。从武汉大学医学院走出去的校友奋战在一线，用专业和仁心书写着对生命的礼赞；武汉大学所属两家医院——武汉大学人民医院和武汉大学中南医院凭借自己的医资力量和专业的医疗技术在抗疫中承担重任；武大校友全力以赴筹集急需医疗物资，细心筹划，大批的医用口罩、防护服、手套、护目镜源源不断送到武汉大学人民医院、中南医院、校医院一线医护人员手上……

经全国人民共同奋战，现阶段全国疫情防控形势持续向好，疫情蔓延扩散的势头得到有效控制，但我们万万不可掉以轻心。特别是大学校园，因其具有聚集性和相对封闭性等特点，我们广大师生员工需增强对新型冠状病毒肺炎的防护意识，从细节做起，科学防护，理性抗疫！基于此，武汉大学特组织编写此本《新型冠状病毒肺炎校园防护手册》，以"科学准确、通俗易懂、简单实用"为编写原则，旨在指导即将返校的大学生做好个人防护。

本书作者冯勇同志长期从事病毒感染致病机制研究工作，熊勇同志是武汉大学中南医院感染科主任，常年从事感染科临床医疗、教学、科研工作。熊勇是我的学生，他又是冯勇老师的科研伙伴。他们邀请我为此书作序，我看完书后感觉这是于学校和社会有意义的事，便欣然应允。

各位老师、同学，在这次非同寻常的寒假里，相信你们感动过，恐惧过，纠结过，更多地是想参与这场"战疫"奉献自己的力量，但是，你首先要学会保护自己，才能更好地关爱他人，因此，请你务必认真阅读这本书。

更重要的是，我们要格外珍惜学习时光，学好专业知识和技能，热爱祖国和人民，将来工作之后，更要热爱自己的工作。只有这样，当国家和人民需要的时候，你才有能力成为那个挺身而出的人！

让我们以此共勉之！

2020 年 3 月 16 日

前　言

  2019—2020 年的新型冠状病毒肺炎疫情给人们正常的生活、工作和学习都带来了深刻影响。目前，国内疫情已趋于缓和，但防范切不可松懈。各类院校将陆续迎来开学，即将面临人数众多、高度密集、长时间共处等不可避免的集体生活和集中学习状态。科学严谨地采取个人与校园公共卫生防范措施，是避免新型冠状病毒在校园传播，保证师生健康和社区疫情控制的最重要、最关键的方法之一。

  本书介绍了新型冠状病毒的生物学本质、传播途径、感染后的临床表现和治疗原则，并在此基础上对采取科学合理的人际交流防范措施，充分调动学校相关部门做好后勤保障，要求每一位师生做好个人卫生，切实落实在学习和生活中的各个环节的防控行为，切断传播途径等相关问题做了系统的介绍。此外，本书还基于此次疫情，对其他校园常见感染性疾病进行了介绍，希望以此推动整个公共卫生安全观念的普及。

我们提倡科学认识病毒，认真做好卫生防范。积极健康的生活方式、饱满的精神状态、适度锻炼，将有助于预防各类传染病。

本书中的部分图片由武汉大学中南医院宣传部、武汉大学宣传部、武汉大学计算机学院博士生导师彭敏教授、武汉大学后勤服务集团学生宿舍（教学楼）服务中心方爱平书记以及武汉大学出版社退休职工叶萍提供，在此表示衷心的感谢！

目 录

一、新型冠状病毒与新型冠状病毒肺炎 / 01
（一）病毒与新型冠状病毒 / 03
（二）新型冠状病毒的传播途径 / 05
（三）新型冠状病毒肺炎的临床表现 / 06
（四）新型冠状病毒肺炎的治疗原则 / 06

二、预防原则 / 09
（一）控制传染源 / 11
（二）切断传播途径 / 12
（三）保护易感人群 / 14

三、校园防护措施 / 15
（一）口罩的选择与使用 / 17
（二）洗手的要求 / 20
（三）消毒剂的选择与使用 / 22

（四）集体宿舍防护细节　／ 23
（五）教室上课防护细节　／ 26
（六）就餐防护细节　／ 27
（七）图书馆、自习室防护细节　／ 29
（八）校园内出行防护细节　／ 30
（九）外出防护细节　／ 31
（十）心理防护　／ 33
（十一）加强营养与锻炼　／ 36

四、早发现与早治疗　／ 39

（一）疑似感染的判断　／ 41
（二）就诊须知　／ 42
（三）密切接触者须隔离观察　／ 43

五、校园常见感染性疾病的预防　／ 45

（一）呼吸道传播　／ 47
（二）消化道传播　／ 48
（三）血液传播或接触传播　／ 49
（四）其他病毒性疾病　／ 50

附录　／ 51

《新型冠状病毒肺炎诊疗方案（试行第七版）》　／ 53

后记　／ 81

一、新型冠状病毒与新型冠状病毒肺炎

（一）病毒与新型冠状病毒

常见的微生物有真菌、细菌、病毒等。病毒是指一类个体微小，结构简单，只含有一种类型的核酸，且能通过细菌滤器，超级寄生的非细胞性微生物。病毒可以感染人、动物、植物和细菌。

我们的周围环境及机体内外都存在各种微生物，正常的免疫系统可以维持我们的健康。但是，致病微生物侵入体内则可能导致感染性疾病。

引发此次新冠肺炎疫情的病原体为一种新型冠状病毒，国际病毒分类委员会将其命名为 SARS-CoV-2，简称新冠病毒。2020 年 2 月 11 日，世界卫生组织将这种新型冠状病毒引起的疾病称为 COVID-19（coronavirus disease 2019），国家卫生健康委员会将该病毒所致肺炎命名为新型冠状病毒肺炎，简称新冠肺炎。

新型冠状病毒与 SARS 冠状病毒同属 β 属冠状病毒，基因组同源性约达 80%，但不是同一种病毒。新型冠状病毒有包膜，对常规消毒方式（紫外线、酒精、含氯消毒剂等）敏感。

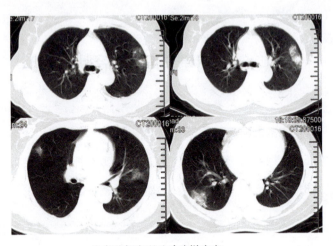

患者肺部出现毛玻璃样病变
(图片来自 Chaolin Huang, Yeming Wang, Xingwang Li, et al. Clinical Features of Patients Infected with 2019 Novel Coronavirus in Wuhan, China. The Lancet. 2020, 395 (10223): 497-506.)

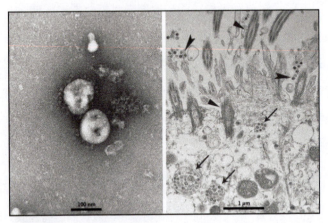

左图为病毒颗粒；右图为患者呼吸道上皮细胞超薄切片显示有病毒颗粒存在
(图片来自 Na Zhu, Dingyu Zhang, Wenling Wang, et al. A Novel Coronavirus from Patients with Pneumonia in China, 2019. N Engl J Med., 2020, 382: 727-733.)

（二）新型冠状病毒的传播途径

这次新型冠状病毒肺炎疫情发展迅猛，传染性和疫情规模已超过 2003 年的 SARS 疫情。但只要采取科学、合理的措施，是可以有效防范新型冠状病毒感染的。

专家经过流行病学研究及临床观察分析发现，病毒主要传播途径为经呼吸道飞沫和密切接触传播。人们在相对封闭的环境中长时间暴露于高浓度气溶胶情况下存在经气溶胶传播的可能。

切断传播途径是最有效地预防新型冠状病毒感染的方式。这就要求未感染者少出门、戴口罩、勤洗手。

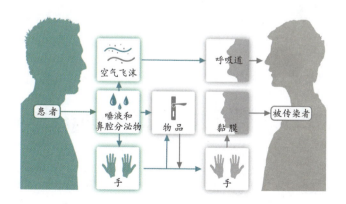

（三）新型冠状病毒肺炎的临床表现

目前的流行病学调查发现，病毒的潜伏期为 1~14 天，多为 3~7 天。

发热、乏力、干咳为患者发病的主要表现。少数患者伴有鼻塞、流涕、咽痛和腹泻等症状。从目前收治病例的情况看，多数患者预后良好，轻型患者一般仅表现为低热、轻微乏力等，无肺炎表现。

少数患者病情危重。重型患者多在发病一周后出现呼吸困难和/或低氧血症，严重者快速进展为急性呼吸窘迫综合征、脓毒症休克、难以纠正的代谢性酸中毒和出凝血功能障碍。值得注意的是，重型、危重型患者病程中可为中低热，甚至无明显发热。

老年人和有慢性基础性疾病患者预后较差。

儿童病例症状一般相对较轻。

（四）新型冠状病毒肺炎的治疗原则

一般来说，大多数患者，特别是青年人，以轻症为主，要及时就医，以免耽误救治时机而发展成为重症。

轻型病例的一般治疗：以支持治疗，缓解症状为主，目前尚无特异性抗病毒药物用于抑制病毒。详细的治疗方案见附录（《新型冠状病毒肺炎诊疗方案（试行第七版）》）。

重型病症非常危险，患者千万不要掉以轻心，要尽量避免从轻型发展到重型阶段。危重型患者死亡率高。重型、危重型病例的治疗：在对症治疗的基础上，积极防治并发症，治疗基础性疾病，预防继发性感染，及时进行器官功能支持。详细的治疗方案见附录（《新型冠状病毒肺炎诊疗方案（试行第七版）》）。

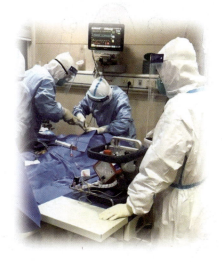

武汉大学中南医院利用ECMO成功救治一名新型冠状病毒肺炎患者　　（摄影：高翔）

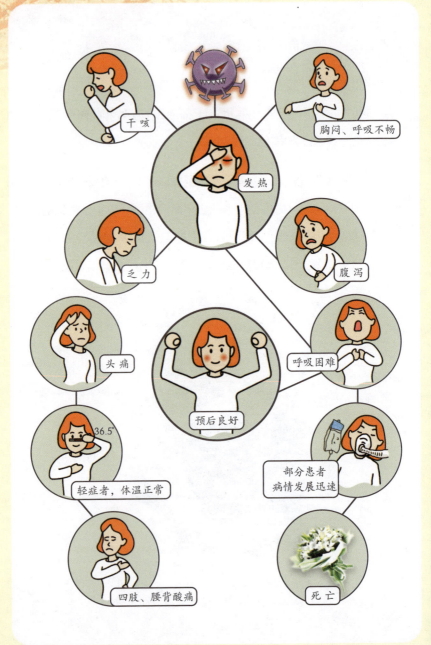

二、预防原则

(一)控制传染源

新型冠状病毒感染患者是主要的传染源。无症状感染者具有传染性,存在着传播风险。

防控新型冠状病毒肺炎这种传播力特别强的急性传染病,应"早发现、早诊断、早隔离、早治疗"。疑似感染者须立即自主防控,佩戴口罩,并前往医院检查。

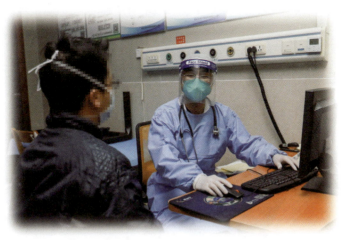

(摄影:高翔)

（二）切断传播途径

将病毒携带者转入医院进行隔离治疗，可以有效控制传染源。因此，须做好切断传播途径的工作。

为减少被感染的风险，大家应少出门、戴口罩、勤洗手。

新型冠状病毒目前已确定的传播途径为飞沫传播和密切接触传播，不排除粪口途径传播；还须注意气溶胶传播。因此，为有

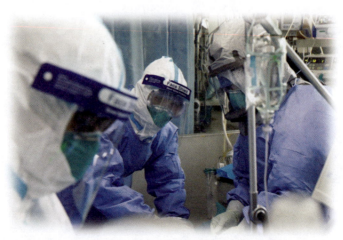

（摄影：高翔）

效切断其传播途径,需要做到以下几点:勤洗手;进入公共区域须戴口罩,口罩原则上一次性使用,用后视为污染物进行垃圾分类,最好投入专用回收箱;避免进入人群密集的场所,特别是密闭场所;须保持公共卫生间的清洁,及时消毒;严禁随地吐痰;打喷嚏时需要用手肘挡住等。同时,须保持安全的社交距离,与人距离1米以上。

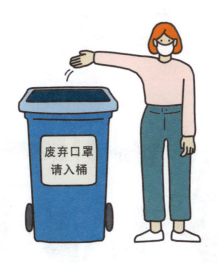

气溶胶传播大多发生在外科手术室等有病患且密闭的空间里,其他场合经气溶胶传播的风险较低,大家不必恐慌。

（三）保护易感人群

研究显示，新型冠状病毒对所有人普遍易感。

因此，每个人都要对它进行严格防范，严肃对待。青年学生也切不可掉以轻心。

老年人或有基础性疾病（糖尿病、心血管疾病等）的人群，须对它特别注意防范，避免感染。有初始症状时一定要及时就医，防止因拖延导致发展为重症。

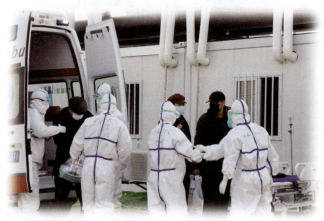

（摄影：高翔）

三、校园防护措施

（一）口罩的选择与使用

以下是中国疾病预防控制中心发布的口罩类型及推荐使用人群资料。

口罩类型及推荐使用人群

○推荐使用　√选择使用

人群及场景		可不戴或戴普通口罩	一次性使用医用口罩(YY/T0969)	医用外科口罩(YY 0469)	颗粒物防护口罩(GB 2626)	医用防护口罩(GB 19083)	防护面具(加 P100 滤棉)
高风险	疫区发热门诊				√	○	√
	隔离病房医护人员				√	○	√
	插管、切开等高危医务工作者					○	○
	隔离区服务人员（清洁、尸体处置等）				○	√	
	对确诊、疑似病例现场进行流行病学调查人员				√	○	
较高风险	急诊工作医护人员				○		
	对密切接触人员开展流行病学调查人员				○		
	对疫情相关样本进行检测人员				○		

17

续表

人群及场景		可不戴或戴普通口罩	一次性使用医用口罩(YY/T0969)	医用外科口罩(YY 0469)	颗粒物防护口罩(GB 2626)	医用防护口罩(GB 19083)	防护面具(加 P100 滤棉)
中等风险	普通门诊、病房工作医护人员等		√	○			
	人员密集区的工作人员		√	○			
	与疫情相关的行政管理者以及警察、保安、快递等从业人员		√	○			
	居家隔离者及与其共同生活人员		√	○			
较低风险	在人员密集场所滞留的公众		○				
	人员相对聚集的室内工作环境		○				
	前往医疗机构就诊的公众		○				
	集中学习和活动的托幼机构儿童、在校学生等		○				
低风险	居家活动、散居居民	○					
	户外活动者	○					
	通风良好场所的工作者、儿童和学生等	○					

（图片来自"中国疾控动态"微信公众号文章《口罩选择与使用技术指引》，个别处略有改动）

戴口罩之前应洗手。口罩一般浅色面朝内，深色面朝外。若无法以颜色区分正反面时，请按该口罩制造商的说明选择使用。口罩须包住下巴和口鼻，鼻翼处易漏气，须压实。取下口罩时，避免手触碰外侧污染区。

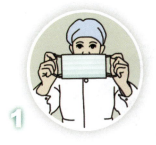

平展口罩，
深色朝外，软金属条朝上

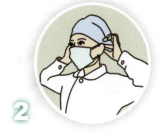

覆盖口鼻，
挂上两侧耳带

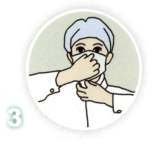

压紧鼻梁软金属条，
下拉口罩

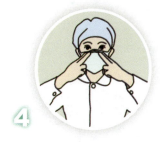

鼻梁两侧按紧，紧贴面部
完全覆盖口鼻、下巴，保证密合性

（二）洗手的要求

在清洁流动水下淋湿双手，取适量洗手液（肥皂）均匀涂抹至整个手掌、手背、手指和指缝，认真搓双手至少15秒，具体操作如下：

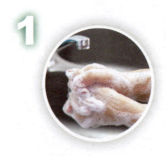

1.掌心相对，手指并拢，相互揉搓

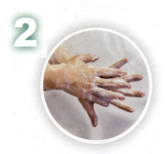

2.手心对手背，沿指缝相互揉搓，交换进行

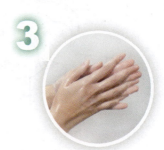

3.掌心相对，双手交叉，指缝相互揉搓

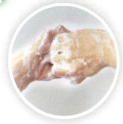

4.弯曲手指，使指关节在另一手掌心旋转揉搓，交换进行

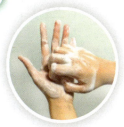

5.将五个手指尖并拢放在另一手掌心旋转揉搓，交换进行

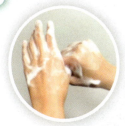

6.右手握住左手大拇指旋转揉搓，交换进行

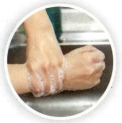

7.一手旋转揉搓另一手的腕部、前臂，直至肘部；交换进行

（摄影：叶萍）

最后，在清洁的流动水下冲洗双手，使用一次性纸巾或已消毒的毛巾擦手。

（三）消毒剂的选择与使用

含氯消毒剂（84消毒液）常用于物体表面和环境等的消毒，75%乙醇常用于手部皮肤或食物外包装消毒。

公共场所及室内等应按照有关规定科学合理地使用消毒剂，避免消毒剂的滥用。消毒产品应按使用说明进行操作，不得超范围使用，不要混合不同消毒剂使用。在使用84消毒液等消毒剂

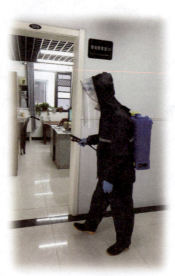

（摄影：于梅）

时，应严格按照浓度要求配制消毒剂，按说明书所述时间进行消毒处理。

配置和使用消毒剂时，应戴口罩；不应在密闭空间中配置消毒剂。

避免呼吸道吸入高浓度消毒剂。若有中毒症状，应立即脱离中毒环境，呼吸新鲜空气，缓解症状。若皮肤黏膜接触了消毒剂，应用大量清洁流水反复冲洗 10 分钟以上，避免被灼伤。若有中毒症状或灼伤严重者，应立即就医。

（四）集体宿舍防护细节

宿舍是同学们的家，也是最重要但却无法回避的人员密集场所之一。在疫情尚未完全消除之前，对于集体生活，大家特别需要做好防范工作，避免病毒的人际传播。

学生宿舍或教工集体宿舍、家属区，须由专人对公共区域进行定期消毒。人流量大的区域，可一日多次消毒，及时清理垃圾桶、痰盂等，最大限度减少病毒在环境中存留的时间。

使用空调时应调至适当温度，并定期清洗空调滤网，有条件的可请专业人员进行空调消毒处理。

勤开窗通风，保持室内空气清新。每日通风3~5次，每次约半个小时。室内消毒可用含氯消毒液（84消毒液等）按比例稀释后喷洒宿舍每一个角落，每天一次。消毒后用清水（拖把或抹布）处理地面和家具，并让房间通风半个小时以上。

75%酒精可用于生活用品表面和手的消毒。切不要乱喷洒酒精。

不得随地吐痰。在公共区域应设置带消毒液的痰盂，并定期清理。

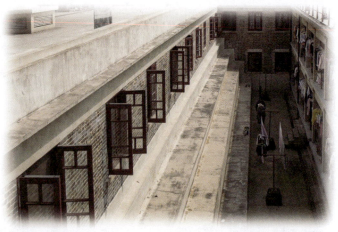

（摄影：叶萍）

集体宿舍里的每个成员,都应做好个人卫生和公共卫生。饭前便后洗手,尽量采取七步洗手法,用洗手液或肥皂彻底洗净。应及时清理垃圾,特别是食物残渣、饮料残液等,它们容易滋生细菌、留存病毒。勤洗衣服,勤洗澡,将有利于降低病毒传播风险。新型冠状病毒可通过接触传播,大家应减少肢体接触,不要使用他人个人用品。

在宿舍未发现有感染者的情况下,大家可以不戴口罩。但离开寝室时,应正确佩戴口罩。建议减少串门或者走廊内活动。多用电话、网络等方式交流。

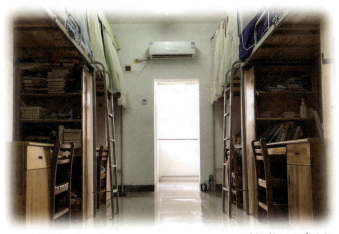

(摄影:方爱平)

同一宿舍内的室友，应互相关照，并提醒做好发热等疑似症状的排查，若有相关症状，立刻就医。室友作为有症状者的密切接触者，须做好个人防范，并将具体情况第一时间通知老师或辅导员。

注意多喝水。

（五）教室上课防护细节

教室应由专人定期打扫、清洁、消毒，并设置痰盂（痰盂内盛有消毒液）。

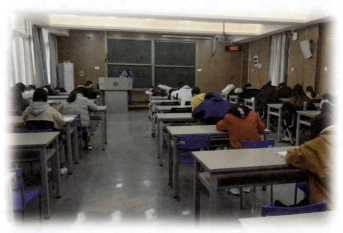

（摄影：冯勇）

大家在去往教室途中，应正确佩戴口罩。公共电梯应由专人负责定期消毒，大家应避免进入拥挤的电梯，电梯内应保持合理的乘客人数；除必须按按钮之外，尽量不触碰电梯其余部位。电梯内大家应避免交谈或大声喧哗。

尽量避免参加人群密度过大的大会堂式的讲座。

上课时，同学们应正确佩戴口罩，如有可能，隔位就座。不应大声喧哗；减少相互攀谈。

不随地吐痰，便后洗手。不乱扔垃圾，不在教室内饮食。

（六）就餐防护细节

除做好食品安全保障外，食堂还须加强对工作人员的体温检测，严禁员工带病上岗。工作人员须全程正确佩戴口罩，按最高标准保证食品安全。

食堂工作人员要做好食堂生产区域的清洁消毒工作，但不得因使用消毒剂而污染食品或餐具。

食堂要安排专人做好就餐区域的清洁消毒工作，及时清理桌面及地面的食物残渣。

师生尽量错峰就餐，食堂可酌情提前开放并延长就餐时段。

就餐者尽量隔位就座。开吃前再摘下口罩，安静吃饭，少说话。

提倡各人分餐，避免聚餐、桌餐。桌餐则必须使用公筷。

就餐后的食物残渣应尽快送至回收点予以集中回收。

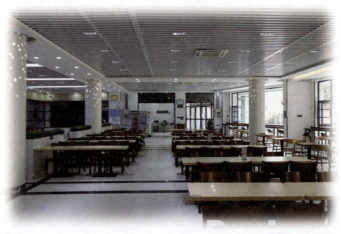

（摄影：金鑫）

（七）图书馆、自习室防护细节

不建议疫情未完全消除期间进图书馆学习，应尽量在宿舍学习。

尽量运用电子书籍和资料。

如必须去图书馆，应全程正确佩戴口罩；须遵守公共场所卫生要求，不饮食，不随地吐痰；不高声喧哗，少说话，少打电话。打喷嚏应用纸巾或肘部遮挡。

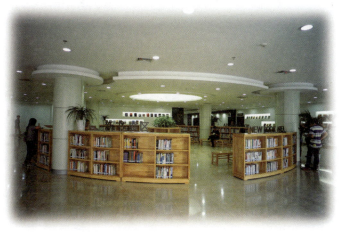

（摄影：张凌霞）

（八）校园内出行防护细节

避免人群聚集，必须戴口罩出行。

尽量选择步行、自行车出行，尽量不乘坐校车。

与他人保持 1 米以上距离。

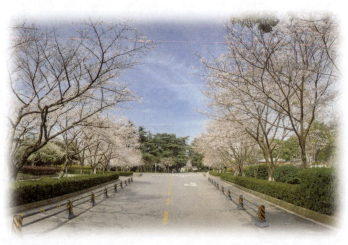

（摄影：何莲）

(九)外出防护细节

避免去人群密集的封闭场所,如庙会、商场、电影院、超市、咖啡馆、餐馆等地,如确有必要,必须正确佩戴口罩,快进快出,避免停留时间过长,以降低接触病毒风险。

外出尽量乘坐出租车、网约车等交通工具,避免挤公交车、地铁等。须全程戴口罩。避免触摸公共场所的扶手、栏杆等,勤洗手、消毒。不要用手揉眼、抠鼻。

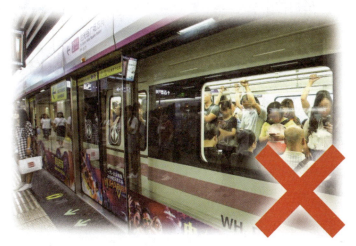

(摄影:叶萍)

开学后返校途中或出差途中，不得不乘坐公共交通工具时，必须全程戴口罩，医用口罩或 N95 口罩均可。途中尽量避免用手触摸车上物品。勤洗手，不要用手揉眼、抠鼻、触碰面部等。

尽量与他人保持 1 米以上距离，避免近距离交谈。保存好票据，以配合可能出现的密切接触者调查。若发现有可疑症状者，立即向乘务员报告。

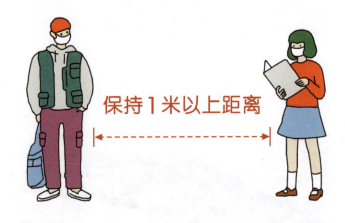

购物回来后，可酌情用 75% 酒精或 84 消毒液（稀释后）对物品表面进行消毒处理。食物类物品（如所订购"外卖"食品），可选用酒精喷洒其外包装进行消毒，待酒精挥发后方可打开包装食用；要严格避免酒精等消毒剂直接接触食物。其他物品如快递送来的衣服、生活用品类，可用 84 消毒液（按要求稀释）消毒处理，处理后须用清水擦拭干净，避免消毒液残留。

（十）心理防护

我们应科学认识新型冠状病毒，只要严格科学地进行防护，就可以有效地避免病毒感染。

即使感染人数暴涨、疫情形势最严峻的 2020 年 2 月，通过科学的防范，绝大多数武汉市民都成功地避免了被病毒感染，保护了自己。因此，我们提倡高度重视、科学防范，大家完全不必恐慌。

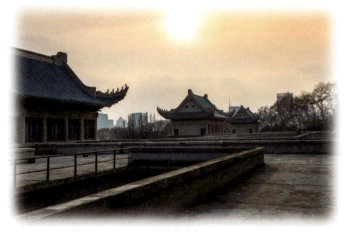

（摄影：彭敏）

理性看待疫情，理性对待被感染者，他们也是新型冠状病毒感染的受害者，需要社会给予他们帮助，给予他们信心和力量。公众和社会的积极健康情绪，对于战胜疫情必不可少。

我们提倡不造谣、不信谣、不传谣，共同维护社会稳定和谐。

具体可以采取以下方法，做好心理防护：

一、用知识明目养心。疫情发生后，有关方面对病毒进行了逐步研究，对它造成的疾病也有了深刻认识，已发展出一套有效治疗方案，疫情也得到了有效控制，这充分说明科学知识才是疫情防控的最有利武器。我们应从官方渠道学习和获取关于新型冠状病毒肺炎的相关知识和信息，了解客观事实，正确认识疫情对人类的影响。

二、觉察自己的情绪。在疫情发生时，有时会出现担心、恐惧、焦躁不安等情绪，有时甚至出现躯体症状（如头痛、胃肠道不适等），这是人类应对危机的正常反应。觉察到坏情绪时，应发自内心地更加珍惜生活，关爱自己，进而关爱他人。

三、分享自己的体验。多与他人交流分享，减少独处。充分的倾诉和倾听，不仅可以缓解焦虑情绪，还可以增进彼此的了解。交流和分享体验有利于获得理解，降低"病耻感"，并有机会获得更多的心理支持。

四、寻求专业帮助。当自我调节无效时，应尽快寻求专业帮助。除了到医院就诊外（武汉大学人民医院精神卫生中心为国内最优质的心理咨询机构之一），还可以通过网络咨询专业医生。

武汉大学人民医院"武大云医"

武汉大学大学生心理健康教育中心，也能及时提供相应的心理咨询服务。预约电话：027-68772029。

（此部分参考：陆林、王高华：《新型冠状病毒肺炎全民心理健康实例手册》）

（十一）加强营养与锻炼

防范措施有时候难免百密一疏。作为普通人，我们不是生活在真空无菌的环境里，因此，增强机体的免疫力就非常重要了！

其实不应该说增强免疫力，而是要保证健康有效的免疫力。然而，有很多因素会降低人体免疫力：熬夜、连续高强度工作、压力大、情绪打击、疾病侵袭等，均会降低免疫力，给病毒可乘之机。因此，人们需要劳逸结合，保持积极健康的生活方式，保证营养，充

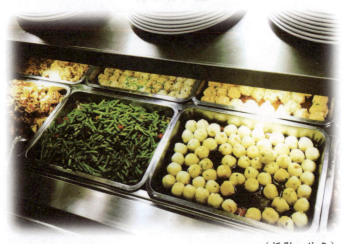

（摄影：佚名）

分休息，积极乐观，锻炼身体，增强体质，保证良好的免疫状态。

科学合理的营养膳食能有效保证身体状态良好，维持有效免疫力和抵抗力，有助于对新型冠状病毒肺炎的预防和治疗预后。食物应以谷类为主。食物要多样化，多吃新鲜蔬菜、水果（富含维生素C类），多喝牛奶等，适量食用鱼、禽、蛋及瘦肉，少吃/不吃肥肉及高糖、油炸食品；食品尽量少盐少油。杜绝食用野生动物。

适当锻炼有利于身心健康，有利于保持良好状态和有效免疫力，抵抗病毒侵袭。在条件允许的前提下，推荐慢跑或快走等形式的锻炼方式。

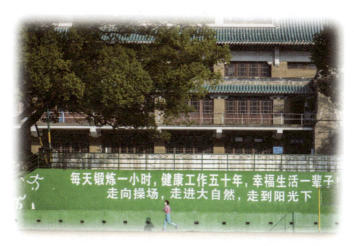

（摄影：彭敏）

疫情期间不适合进行有密切身体接触的剧烈运动或比赛，如足球、篮球等。

避免受凉！受凉会导致免疫力下降，是引起感冒、感染的最常见因素。

熬夜也会降低免疫力，因此需保证充足睡眠，劳逸结合。

四、早发现与早治疗

（一）疑似感染的判断

新型冠状病毒肺炎的诊治要求"早发现、早诊断、早隔离、早治疗"。建议学生每日进行健康监测，向指定负责人报告，若出现可疑症状，应立即启动相应机制，做好密切接触者的隔离，并及时就医。

应常备体温计。发热 37.3℃ 以上须提高警惕。若有其他肺部表现，则必须立即与他人隔离，尽快就医。

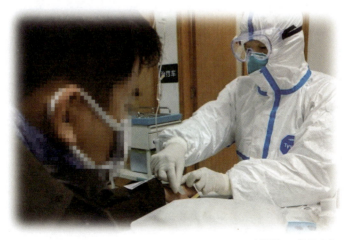

（摄影：李继雍）

新型冠状病毒肺炎常见早期表现为畏寒、发热、咽痛、乏力、肌痛，有些患者表现为胸闷、憋气、干咳，少量患者表现为恶心、呕吐、腹泻。如果出现这些症状，你就可能中招了！

有相当部分患者可不伴有发热或仅为低热。但是，有这些症状也不排除其他病原感染，尤其是在呼吸道感染性疾病多发的冬春季节。

（二）就诊须知

提倡"早发现、早治疗"原则。怀疑被感染时，应第一时间自我

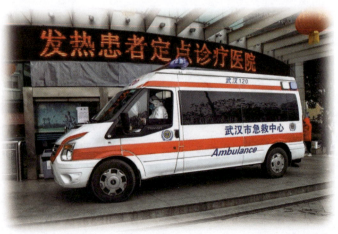

（摄影：李继雍）

隔离，通知同学做好物品、寝室的消毒措施，报告辅导员或老师，由辅导员或老师报告学校疫情防控指挥部，按照规定程序安排专车送医。

若身体状态不佳，无法单独就医，则需人陪同，就诊者和陪同人员在路上均须戴口罩，陪同人员须特别注意预防密切接触后被病毒感染。只要采取严格的防范措施，密切接触者可避免感染。但密切接触者原则上须隔离观察14天。

若出现疑似感染症状，须即刻做好与他人的隔离。措施包括：戴口罩、流水洗手、独自在一个房间、保持房间通风、杜绝和他人的近距离接触。

学生宿舍若仅一人疑似感染，疑似感染者应及时戴好口罩，就地自我隔离观察，且及时报告辅导员，由辅导员报学校疫情防控指挥部按规定程序送医。其余同学和室友须做好自我监测，评估是否有密切接触行为，若是密切接触者则须隔离观察。

（三）密切接触者须隔离观察

密切接触者是指与病例（疑似或确诊病例）有如下情形之一的人员：

（1）与病例共同居住、学习、工作或其他有密切接触的人员；

（2）诊疗、护理、探视病例时未采取有效防护措施的医务人员、家属，或与病例密切交流的朋友等近距离接触人员；

（3）与病例同乘同一密闭交通工具并有密切接触的人员等。

密切接触者须隔离观察14天，观察期结束后无症状则可解除隔离。

五、校园常见感染性疾病的预防

由于校园人员密集，师生长时间处在相对密闭空间，学习生活聚集性强，极易造成感染性疾病的传播甚至暴发。校园感染性疾病的防控是一项系统性工程，需要学校、医院、后勤部门、管理部门多方努力；老师和学生掌握个人卫生防范知识，也是重要的防范手段。

现将常见校园感染性疾病按感染途径不同，分别介绍如下：

（一）呼吸道传播

（1）流感：即流行性感冒，指由流感病毒引起的呼吸道感染。流感在历史上造成过巨大破坏，如1918年的"西班牙大流感"致全球近5000万人死亡。流感病毒为单股负链分节段RNA病毒，易重组、变异。流感病毒主要通过呼吸道经飞沫传播，流感季节需做好室内通风，隔离病患等工作，建议戴口罩。各地疾控中心可接种流感疫苗，可有效保护接种人群，减少该季流感流行。奥司他韦可特异性抑制流感病毒。

（2）麻疹：麻疹病毒经呼吸道传播，有病毒血症、发热、全身出疹等症状。麻疹传染性强，感染后须做好隔离，及时就医。

（3）流行性腮腺炎：感染后腮腺肿大，易判断。感染者携带并可传播病毒，需做好隔离，及时就医。

（4）腺病毒：腺病毒为无包膜双链 DNA 病毒，型别繁多，可通过呼吸道、消化道传播，造成多系统疾病。腺病毒可造成呼吸道感染，是常见的聚集性呼吸道传播病毒。腺病毒引起的肺炎有高热、咳嗽症状，可混合感染其他病原体，从而加重病情，增加死亡风险，并且更容易导致后遗症。

（5）军团菌：军团菌易通过中央空调扩散，空调管道的消毒杀菌须请专业人士定期执行。军团菌感染近年来较少发生。

（二）消化道传播

（1）诺如病毒：经污染的水源、下水道等，通过粪口途径传播，公共卫生间为高危场所。发生诺如病毒疫情的地区，须做好水源管理，并做好食堂、卫生间的消毒等工作。

（2）手足口病：柯萨奇病毒、肠道病毒 –71 型等均可经消化道传播，导致婴幼儿手足口病。传播方式以粪口传播、接触传播为主；预防应勤洗手，公共区域建议提供手部消毒液。在幼儿园、小学高发，患者症状明显，一旦发现应立即隔离，及时送医，避免传播，须同时做好物品消毒、洗手间消毒等。

（3）疱疹性咽峡炎：主要由柯萨奇病毒感染引起，经粪口途径、接触传播。预防同手足口病。

（4）甲型肝炎：属于食源性感染，如食用被污染的海鲜等未经加热熟透的食物而感染，曾发生过大规模甲肝疫情。预防应少吃生食，不吃来源不明的海鲜等。同时，也应防范因葡萄球菌、副溶血弧菌、寄生虫等引起的食源性感染。

（三）血液传播或接触传播

（1）疱疹病毒：青年人群疱疹病毒感染率高，且病毒易潜伏。常见的疱疹病毒有单纯疱疹病毒（1型和2型）、水痘－带状疱疹病毒、EB病毒、巨细胞病毒等。主要通过接触传播或潜伏的病毒复发。如水痘康复后当免疫力下降时，潜伏的病毒再次被激活将引起带状疱疹，疼痛难忍。

（2）艾滋病：免疫缺陷病毒HIV可通过血液、性与母婴传播。目前性传播为主要方式，而在青年人群中，男男同性传播HIV的案例在大幅上升，需做好宣传教育。HIV尚无药物根治，应严肃认真做好预防。

（四）其他病毒性疾病

（1）狂犬病：狂犬病毒存在于犬类（宠物狗、流浪狗等）、狐狸、貂等多种动物中，有些校园有流浪狗或无束缚的大型宠物犬，易造成咬伤人事件。不提倡在校园内饲养宠物犬或其他可携带狂犬病毒的动物，宠物应接种疫苗，养宠物应按规定办理许可证，文明饲养。一旦被犬只咬伤、抓伤，须及时就医，并根据暴露程度进行主动免疫或被动免疫处理。狂犬病发病后的死亡率几近100%。

（2）乙脑：乙脑病毒为虫媒病毒，可经蚊虫传播，引发脑炎，有发热、嗜睡症状，重则神志不清，甚至死亡，须做好防蚊灭蚊工作。我国南方地区如广东、广西等地常发登革热，登革病毒也是经蚊虫传播的。

（3）出血热：华中地区为流行性出血热高发地区，因感染汉坦病毒引起，可导致肾综合征出血热，有发热、肾功能损伤、皮下大出血等，严重的可危及生命。老鼠携带的汉坦病毒主要通过气溶胶等方式传人。

附 录

新型冠状病毒肺炎诊疗方案

（试行第七版）

2019年12月以来，湖北省武汉市出现了新型冠状病毒肺炎疫情，随着疫情的蔓延，我国其他地区及境外多个国家也相继发现了此类病例。该病作为急性呼吸道传染病已纳入《中华人民共和国传染病防治法》规定的乙类传染病，按甲类传染病管理。通过采取一系列预防控制和医疗救治措施，我国境内疫情上升的势头得到一定程度的遏制，大多数省份疫情缓解，但境外的发病人数呈上升态势。随着对疾病临床表现、病理认识的深入和诊疗经验的积累，为进一步加强对该病的早诊早治，提高治愈率，降低病亡率，最大可能地避免医院感染，同时提醒注意境外输入性病例导致的传播和扩散，我们对《新型冠状病毒肺炎诊疗方案（试行第六版）》进行修订，形成了《新型冠状病毒肺炎诊疗方案（试行第七版）》。

一、病原学特点

新型冠状病毒属于 β 属的冠状病毒，有包膜，颗粒呈圆形或椭圆形，常为多形性，直径 60~140nm。其基因特征与 SARS-CoV 和 MERS-CoV 有明显区别。目前研究显示与蝙蝠 SARS 样冠状病毒（bat-SL-CoVZC45）同源性达 85% 以上。体外分离培养时，新型冠状病毒 96 个小时左右即可在人呼吸道上皮细胞内发现，而在 Vero E6 和 Huh-7 细胞系中分离培养需约 6 天。

对冠状病毒理化特性的认识多来自对 SARS-CoV 和 MERS-CoV 的研究。病毒对紫外线和热敏感，56℃ 30 分钟、乙醚、75% 乙醇、含氯消毒剂、过氧乙酸和氯仿等脂溶剂均可有效灭活病毒，氯己定不能有效灭活病毒。

二、流行病学特点

（一）传染源

目前所见传染源主要是新型冠状病毒感染的患者。无症状感染者也可能成为传染源。

（二）传播途径

经呼吸道飞沫和密切接触传播是主要的传播途径。在相对封闭的环境中长时间暴露于高浓度气溶胶情况下存在经气溶胶传播的可能。由于在粪便及尿中可分离到新型冠状病毒，应注意粪便及尿对环境污染造成气溶胶或接触传播。

（三）易感人群

人群普遍易感。

三、病理改变

根据目前有限的尸检和穿刺组织病理观察结果总结如下：

（一）肺脏

肺脏呈不同程度的实变。

肺泡腔内见浆液、纤维蛋白性渗出物及透明膜形成；渗出细胞主要为单核和巨噬细胞，易见多核巨细胞。Ⅱ型肺泡上皮细胞显著增生，部分细胞脱落。Ⅱ型肺泡上皮细胞和巨噬细胞内可见包涵体。肺泡隔血管充血、水肿，可见单核和淋巴细胞浸润及血管内透明血栓形成。肺组织灶性出血、坏死，可出现出血性梗死。部分肺泡腔渗出物机化和肺间质纤维化。

肺内支气管黏膜部分上皮脱落，腔内可见黏液及黏液栓形成。少数肺泡过度充气、肺泡隔断裂或囊腔形成。

电镜下支气管黏膜上皮和Ⅱ型肺泡上皮细胞胞质内可见冠状病毒颗粒。免疫组化染色显示部分肺泡上皮和巨噬细胞呈新型冠状病毒抗原阳性，RT-PCR检测新型冠状病毒核酸阳性。

（二）脾脏、肺门淋巴结和骨髓

脾脏明显缩小。淋巴细胞数量明显减少，灶性出血和坏死，脾脏内巨噬细胞增生并可见吞噬现象；淋巴结淋巴细胞数量较少，可见坏死。免疫组化染色显示脾脏和淋巴结内CD4+T和CD8+T细胞均减少。骨髓三系细胞数量减少。

（三）心脏和血管

心肌细胞可见变性，坏死，间质内可见少数单核细胞、淋巴细胞和（或）中性粒细胞浸润。部分血管内皮脱落、内膜炎症及血栓形成。

（四）肝脏和胆囊

体积增大，暗红色。肝细胞变性、灶性坏死伴中性粒细胞浸润；肝血窦充血，汇管区见淋巴细胞和单核细胞细胞浸润，微血栓形成。胆囊高度充盈。

（五）肾脏

肾小球球囊腔内见蛋白性渗出物，肾小管上皮变性、脱落，可见透明管型。间质充血，可见微血栓和灶性纤维化。

(六)其他器官

脑组织充血、水肿,部分神经元变性。肾上腺见灶性坏死。食管、胃和肠管黏膜上皮不同程度变性、坏死、脱落。

四、临床特点

(一)临床表现

基于目前的流行病学调查,潜伏期 1~14 天,多为 3~7 天。

以发热、干咳、乏力为主要表现。少数患者伴有鼻塞、流涕、咽痛、肌痛和腹泻等症状。重症患者多在发病一周后出现呼吸困难和/或低氧血症,严重者可快速进展为急性呼吸窘迫综合征、脓毒症休克、难以纠正的代谢性酸中毒和出凝血功能障碍及多器官功能衰竭等。值得注意的是重型、危重型患者病程中可为中低热,甚至无明显发热。

部分儿童及新生儿病例症状可不典型,表现为呕吐、腹泻等消化道症状或仅表现为精神弱、呼吸急促。

轻型患者仅表现为低热、轻微乏力等,无肺炎表现。

从目前收治的病例情况看，多数患者预后良好，少数患者病情危重。老年人和有慢性基础疾病者预后较差。患有新型冠状病毒肺炎的孕产妇临床过程与同龄患者相近。儿童病例症状相对较轻。

（二）实验室检查

1. 一般检查

发病早期外周血白细胞总数正常或减少，可见淋巴细胞计数减少，部分患者可出现肝酶、乳酸脱氢酶（LDH）、肌酶和肌红蛋白增高；部分危重者可见肌钙蛋白增高。多数患者C反应蛋白（CRP）和血沉升高，降钙素原正常。严重者D-二聚体升高，外周血淋巴细胞进行性减少。重型、危重型患者常有炎症因子升高。

2. 病原学及血清学检查

（1）病原学检查：采用RT-PCR或/和NGS方法在鼻咽拭子、痰和其他下呼吸道分泌物、血液、粪便等标本中可检测出新型冠状病毒核酸。检测下呼吸道标本（痰或气道抽取物）更加准确。标本采集后尽快送检。

（2）血清学检查：新型冠状病毒特异性IgM抗体多在发病3~5天后开始出现阳性，IgG抗体滴度恢复期较急性期有4倍及以上增高。

（三）胸部影像学

早期呈现多发小斑片影及间质改变，以肺外带明显。进而发展为双肺多发磨玻璃影、浸润影，严重者可出现肺实变，胸腔积液少见。

五、诊断标准

（一）疑似病例

结合下述流行病学史和临床表现综合分析：

1. 流行病学史

（1）发病前14天内有武汉市及周边地区，或其他有病例报告社区的旅行史或居住史；

（2）发病前14天内与新型冠状病毒感染者（核酸检测阳性者）有接触史；

（3）发病前14天内曾接触过来自武汉市及周边地区，或来自有病例报告社区的发热或有呼吸道症状的患者；

（4）聚集性发病（2周内在小范围如家庭、办公室、学校班级等场所，出现2例及以上发热和/或呼吸道症状的病例）。

2.临床表现

（1）发热和/或呼吸道症状；

（2）具有上述新型冠状病毒肺炎影像学特征；

（3）发病早期白细胞总数正常或降低，淋巴细胞计数正常或减少。

有流行病学史中的任何一条，且符合临床表现中任意2条。无明确流行病学史的，符合临床表现中的3条。

（二）确诊病例

疑似病例同时具备以下病原学或血清学证据之一者：

（1）实时荧光RT-PCR检测新型冠状病毒核酸阳性；

（2）病毒基因测序，与已知的新型冠状病毒高度同源；

（3）血清新型冠状病毒特异性IgM抗体和IgG抗体阳性；血清新型冠状病毒特异性IgG抗体由阴性转为阳性或恢复期较急性期4倍及以上升高。

六、临床分型

(一) 轻型

临床症状轻微,影像学未见肺炎表现。

(二) 普通型

具有发热、呼吸道等症状,影像学可见肺炎表现。

(三) 重型

成人符合下列任何一条:

(1)出现气促,RR ≥ 30 次 / 分;

(2)静息状态下,指氧饱和度 ≤ 93%;

(3)动脉血氧分压(PaO_2)/ 吸氧浓度(FiO_2)≤ 300mmHg(1mmHg=0.133kPa)。

高海拔(海拔超过 1000 米)地区应根据以下公式对 PaO_2/FiO_2 进行校正:$PaO_2/FiO_2 \times$ [大气压(mmHg)/760]。

肺部影像学显示24~48小时内病灶明显进展＞50%者按重型管理。

儿童符合下列任何一条：

（1）出现气促（<2月龄，RR≥60次/分；2~12月龄，RR≥50次/分；1~5岁，RR≥40次/分；＞5岁，RR≥30次/分），除外发热和哭闹的影响；

（2）静息状态下，指氧饱和度≤92%；

（3）辅助呼吸（呻吟、鼻翼扇动、三凹征），发绀，间歇性呼吸暂停；

（4）出现嗜睡、惊厥；

（5）拒食或喂养困难，有脱水征。

（四）危重型

符合以下情况之一者：

（1）出现呼吸衰竭，且需要机械通气；

（2）出现休克；

（3）合并其他器官功能衰竭需ICU监护治疗。

七、重型、危重型临床预警指标

（一）成人

（1）外周血淋巴细胞进行性下降；

（2）外周血炎症因子如 IL-6、C 反应蛋白进行性上升；

（3）乳酸进行性升高；

（4）肺内病变在短期内迅速进展。

（二）儿童

（1）呼吸频率增快；

（2）精神反应差、嗜睡；

（3）乳酸进行性升高；

（4）影像学显示双侧或多肺叶浸润、胸腔积液或短期内病变快速进展；

（5）3月龄以下的婴儿或有基础疾病（先天性心脏病、支气管肺发育不良、呼吸道畸形、异常血红蛋白、重度营养不良等），有免疫缺陷或低下（长期使用免疫抑制剂）。

八、鉴别诊断

（1）新型冠状病毒感染轻型表现需与其他病毒引起的上呼吸道感染相鉴别。

（2）新型冠状病毒肺炎主要与流感病毒、腺病毒、呼吸道合胞病毒等其他已知病毒性肺炎及肺炎支原体感染鉴别，尤其是对疑似病例要尽可能采取包括快速抗原检测和多重PCR核酸检测等方法，对常见呼吸道病原体进行检测。

（3）还要与非感染性疾病，如血管炎、皮肌炎和机化性肺炎等鉴别。

九、病例的发现与报告

各级各类医疗机构的医务人员发现符合病例定义的疑似病例后，应当立即进行单人间隔离治疗，院内专家会诊或主诊医师会诊，仍考虑疑似病例，在2小时内进行网络直报，并采集标本进行新型冠状病毒核酸检测，同时在确保转运安全的前提下立即将疑似病例转运至定点医院。与新型冠状病毒感染者有密切接触的患者，即便常见呼吸道病原检测阳性，也建议及时进行新型冠状病毒病原学检测。

疑似病例连续两次新型冠状病毒核酸检测阴性（采样时间至少间隔 24 小时）且发病 7 天后新型冠状病毒特异性抗体 IgM 和 IgG 仍为阴性可排除疑似病例诊断。

十、治 疗

（一）根据病情确定治疗场所

（1）疑似及确诊病例应在具备有效隔离条件和防护条件的定点医院隔离治疗，疑似病例应单人单间隔离治疗，确诊病例可多人收治在同一病室。

（2）危重型病例应当尽早收入 ICU 治疗。

（二）一般治疗

（1）卧床休息，加强支持治疗，保证充分热量；注意水、电解质平衡，维持内环境稳定；密切监测生命体征、指氧饱和度等。

（2）根据病情监测血常规、尿常规、CRP、生化指标（肝酶、心肌酶、肾功能等）、凝血功能、动脉血气分析、胸部影像学等。有条件者可行细胞因子检测。

（3）及时给予有效氧疗措施，包括鼻导管、面罩给氧和经鼻高流量氧疗。有条件可采用氢氧混合吸入气（H_2/O_2: 66.6%/33.3%）治疗。

（4）抗病毒治疗：可试用α-干扰素（成人每次500万U或相当剂量，加入灭菌注射用水2mL，每日2次雾化吸入）、洛匹那韦/利托那韦（成人200mg/50mg/粒，每次2粒，每日2次，疗程不超过10天）、利巴韦林（建议与干扰素或洛匹那韦/利托那韦联合应用，成人500mg/次，每日2至3次静脉输注，疗程不超过10天）、磷酸氯喹（18~65岁成人。体重大于50公斤者，每次500mg、每日2次，疗程7天；体重小于50公斤者，第一、二天每次500mg，每日2次，第三至第七天每次500mg、每日1次）、阿比多尔（成人200mg，每日3次，疗程不超过10天）。要注意上述药物的不良反应、禁忌症（如患有心脏疾病者禁用氯喹）以及与其他药物的相互作用等问题。在临床应用中进一步评价目前所试用药物的疗效。不建议同时应用3种及以上抗病毒药物，出现不可耐受的毒副作用时应停止使用相关药物。对孕产妇患者的治疗应考虑妊娠周数，尽可能选择对胎儿影响较小的药物，以及是否终止妊娩后再进行治疗等问题，并知情告知。

（5）抗菌药物治疗：避免盲目或不恰当使用抗菌药物，尤其是联合使用广谱抗菌药物。

（三）重型、危重型病例的治疗

1. 治疗原则

在对症治疗的基础上，积极防治并发症，治疗基础疾病，预防继发感染，及时进行器官功能支持。

2. 呼吸支持

（1）氧疗：重型患者应当接受鼻导管或面罩吸氧，并及时评估呼吸窘迫和/或低氧血症是否缓解。

（2）高流量鼻导管氧疗或无创机械通气：当患者接受标准氧疗后呼吸窘迫和/或低氧血症无法缓解时，可考虑使用高流量鼻导管氧疗或无创通气。若短时间（1~2小时）内病情无改善甚至恶化，应当及时进行气管插管和有创机械通气。

（3）有创机械通气：采用肺保护性通气策略，即小潮气量（6~8mL/kg 理想体重）和低水平气道平台压力（≤ 30mLH$_2$O）进行机械通气，以减少呼吸机相关肺损伤。在保证气道平台压 ≤ 35cmH$_2$O 时，可适当采用高 PEEP，保持气道温化湿化，避免长时间镇静，早期唤醒患者并进行肺康复治疗。较多患者存在人机不同步，应当及时使用镇静剂以及肌松剂。根据气道分泌物情况，选择密闭式吸痰，必要时行支气管镜检查采取相应治疗。

（4）挽救治疗：对于严重 ARDS 患者，建议进行肺复张。在人力资源充足的情况下，每天应当进行 12 小时以上的俯卧位通气。俯卧位机械通气效果不佳者，如条件允许，应当尽快考虑体外膜肺氧合（ECMO）。其相关指征：①在 FiO_2>90% 时，氧合指数小于 80mmHg，持续 3~4 小时以上；②气道平台压 ≥ 35cmH_2O。单纯呼吸衰竭患者，首选 VV-ECMO 模式；若需要循环支持，则选用 VA-ECMO 模式。在基础疾病得以控制，心肺功能有恢复迹象时，可开始撤机试验。

3. 循环支持

在充分液体复苏的基础上，改善微循环，使用血管活性药物，密切监测患者血压、心率和尿量的变化，以及动脉血气分析中乳酸和碱剩余，必要时进行无创或有创血流动力学监测，如超声多普勒法、超声心动图、有创血压或持续心排血量（PiCCO）监测。在救治过程中，注意液体平衡策略，避免过量和不足。

如果发现患者心率突发增加大于基础值的 20% 或血压下降大约基础值 20% 以上时，若伴有皮肤灌注不良和尿量减少等表现时，应密切观察患者是否存在脓毒症休克、消化道出血或心功能衰竭等情况。

4. 肾功能衰竭和肾替代治疗

危重症患者的肾功能损伤应积极寻找导致肾功能损伤的原因，如低灌注和药物等因素。对于肾功能衰竭患者的治疗应注重体液平衡、酸碱平衡和电解质平衡，在营养支持治疗方面应注意氮平衡、热量和微量元素等补充。重症患者可选择连续性肾替代治疗（continuous renal replacement therapy，CRRT）。其指征包括：①高钾血症；②酸中毒；③肺水肿或水负荷过重；④多器官功能不全时的液体管理。

5. 康复者血浆治疗

适用于病情进展较快、重型和危重型患者。用法用量参考《新冠肺炎康复者恢复期血浆临床治疗方案（试行第二版）》。

6. 血液净化治疗

血液净化系统包括血浆置换、吸附、灌流、血液/血浆滤过等，能清除炎症因子，阻断"细胞因子风暴"，从而减轻炎症反应对机体的损伤，可用于重型、危重型患者细胞因子风暴早中期的救治。

7. 免疫治疗

对于双肺广泛病变者及重型患者，且实验室检测 IL-6 水平升高者，可试用托珠单抗治疗。首次剂量 4~8mg/kg，推荐剂量为 400mg、0.9% 生理盐水稀释至 100mL，输注时间大于 1 小时；首次用药疗效不佳者，可在 12 小时后追加应用一次（剂量同前），累计给药次数最多为 2 次，单次最大剂量不超过 800mg。注意过敏反应，有结核等活动性感染者禁用。

8. 其他治疗措施

对于氧合指标进行性恶化、影像学进展迅速、机体炎症反应过度激活状态的患者，酌情短期内（3~5 日）使用糖皮质激素，建议剂量不超过相当于甲泼尼龙 1~2mg/kg/日，应当注意较大剂量糖皮质激素由于免疫抑制作用，会延缓对冠状病毒的清除；可静脉给予血必净 100mL/次，每日 2 次治疗；可使用肠道微生态调节剂，维持肠道微生态平衡，预防继发细菌感染。

儿童重型、危重型病例可酌情考虑给予静脉滴注丙种球蛋白。

患有重型或危重型新型冠状病毒肺炎的孕妇应积极终止妊娠，剖宫产为首选。

患者常存在焦虑恐惧情绪，应当加强心理疏导。

（四）中医治疗

本病属于中医"疫"病范畴，病因为感受"疫戾"之气，各地可根据病情、当地气候特点以及不同体质等情况，参照下列方案进行辨证论治。涉及超药典剂量，应当在医师指导下使用。

1. 医学观察期

临床表现1：乏力伴胃肠不适；

推荐中成药：藿香正气胶囊（丸、水、口服液）。

临床表现2：乏力伴发热；

推荐中成药：金花清感颗粒、连花清瘟胶囊（颗粒）、疏风解毒胶囊（颗粒）。

2. 临床治疗期（确诊病例）

1）清肺排毒汤

适用范围：结合多地医生临床观察，适用于轻型、普通型、重型患者，在危重型患者救治中可结合患者实际情况合理使用。

基础方剂：麻黄9g、炙甘草6g、杏仁9g、生石膏15~30g（先煎）、桂枝9g、泽泻9g、猪苓9g、白术9g、茯苓15g、柴胡16g、黄芩6g、姜半夏9g、生姜9g、紫菀9g、冬花9g、射干

9g、细辛6g、山药12g、枳实6g、陈皮6g、藿香9g。

服法：传统中药饮片，水煎服。每天1副，早晚各1次（饭后40分钟），温服，3副一个疗程。

如有条件，每次服完药可加服大米汤半碗，舌干津液亏虚者可多服至一碗。（注：如患者不发热则生石膏的用量要小，发热或壮热可加大生石膏用量。）若症状好转而未痊愈则服用第二个疗程，若患者有特殊情况或其他基础病，第二疗程可以根据实际情况修改处方，症状消失则停药。

处方来源：国家卫生健康委办公厅 国家中医药管理局办公室《关于推荐在中西医结合救治新型冠状病毒感染的肺炎中使用"清肺排毒汤"的通知》（国中医药办医政函〔2020〕22号）。

2）轻型

（1）寒湿郁肺证：

临床表现：发热，乏力，周身酸痛，咳嗽，咯痰，胸紧憋气，纳呆，恶心，呕吐，大便粘腻不爽。舌质淡胖齿痕或淡红，苔白厚腐腻或白腻，脉濡或滑。

推荐处方：生麻黄6g、生石膏15g、杏仁9g、羌活15g、葶苈子15g、贯众9g、地龙15g、徐长卿15g、藿香15g、佩兰9g、苍术 15g、云苓 45g、生白术 30g、焦三仙各 9g、厚朴 15g、焦槟榔 9g、煨草果 9g、生姜 15g。

服法：每日 1 剂，水煎 600mL，分 3 次服用，早中晚各 1 次，饭前服用。

（2）湿热蕴肺证：

临床表现：低热或不发热，微恶寒，乏力，头身困重，肌肉酸痛，干咳痰少，咽痛，口干不欲多饮，或伴有胸闷脘痞，无汗或汗出不畅，或见呕恶纳呆，便溏或大便粘滞不爽。舌淡红，苔白厚腻或薄黄，脉滑数或濡。

推荐处方：槟榔 10g、草果 10g、厚朴 10g、知母 10g、黄芩 10g、柴胡 10g、赤芍 10g、连翘 15g、青蒿 10g（后下）、苍术 10g、大青叶 10g、生甘草 5g。

服法：每日 1 剂，水煎 400mL，分 2 次服用，早晚各 1 次。

3）普通型

（1）湿毒郁肺证：

临床表现：发热，咳嗽痰少，或有黄痰，憋闷气促，腹胀，便秘不畅。舌质暗红，舌体胖，苔黄腻或黄燥，脉滑数或弦滑。

推荐处方：生麻黄 6g、苦杏仁 15g、生石膏 30g、生薏苡仁 30g、茅苍术 10g、广藿香 15g、青蒿草 12g、虎杖 20g、马鞭草 30g、干芦根 30g、葶苈子 15g、化橘红 15g、生甘草 10g。

服法：每日 1 剂，水煎 400mL，分 2 次服用，早晚各 1 次。

（2）寒湿阻肺证：

临床表现：低热，身热不扬，或未热，干咳，少痰，倦怠乏力，胸闷，脘痞，或呕恶，便溏。舌质淡或淡红，苔白或白腻，脉濡。

推荐处方：苍术 15g、陈皮 10g、厚朴 10g、藿香 10g、草果 6g、生麻黄 6g、羌活 10g、生姜 10g、槟榔 10g。

服法：每日 1 剂，水煎 400mL，分 2 次服用，早晚各 1 次。

4）重型

（1）疫毒闭肺证：

临床表现：发热面红，咳嗽，痰黄粘少，或痰中带血，喘憋气促，疲乏倦怠，口干苦粘，恶心不食，大便不畅，小便短赤。舌红，苔黄腻，脉滑数。

推荐处方：化湿败毒方。

基础方剂：生麻黄 6g、杏仁 9g、生石膏 15g、甘草 3g、藿香 10g（后下）、厚朴 10g、苍术 15g、草果 10g、法半夏 9g、茯苓 15g、生大黄 5g（后下）、生黄芪 10g、葶苈子 10g、赤芍 10g。

服法：每日 1~2 剂，水煎服，每次 100~200mL，一日 2~4 次，口服或鼻饲。

（2）气营两燔证：

临床表现：大热烦渴，喘憋气促，谵语神昏，视物错瞀，或发斑疹，或吐血、衄血，或四肢抽搐。舌绛少苔或无苔，脉沉细数，或浮大而数。

推荐处方：生石膏 30~60g（先煎）、知母 30g、生地 30~60g、水牛角 30g（先煎）、赤芍 30g、玄参 30g、连翘 15g、丹皮 15g、黄连 6g、竹叶 12g、葶苈子 15g、生甘草 6g。

服法：每日 1 剂，水煎服，先煎石膏、水牛角后下诸药，每次 100~200mL，每日 2~4 次，口服或鼻饲。

推荐中成药：喜炎平注射液、血必净注射液、热毒宁注射液、痰热清注射液、醒脑静注射液。功效相近的药物根据个体情况可选择一种，也可根据临床症状联合使用两种。中药注射剂可与中药汤剂联合使用。

5）危重型（内闭外脱证）

临床表现：呼吸困难、动辄气喘或需要机械通气，伴神昏，烦躁，汗出肢冷，舌质紫暗，苔厚腻或燥，脉浮大无根。

推荐处方：人参15g、黑顺片10g（先煎）、山茱萸15g，送服苏合香丸或安宫牛黄丸。

出现机械通气伴腹胀便秘或大便不畅者，可用生大黄5~10g。出现人机不同步情况，在镇静剂和肌松剂使用的情况下，可用生大黄5~10g和芒硝5~10g。

推荐中成药：血必净注射液、热毒宁注射液、痰热清注射液、醒脑静注射液、参附注射液、生脉注射液、参麦注射液。功效相近的药物根据个体情况可选择一种，也可根据临床症状联合使用两种。中药注射剂可与中药汤剂联合使用。

注：重型和危重型中药注射剂推荐用法

中药注射剂的使用遵照药品说明书从小剂量开始、逐步辨证调整的原则，推荐用法如下：

病毒感染或合并轻度细菌感染：0.9%氯化钠注射液250mL加喜炎平注射液100mg bid，或0.9%氯化钠注射液250mL加热毒宁注射液20mL，或0.9%氯化钠注射液250mL加痰热清注射液

40mL bid。

高热伴意识障碍：0.9%氯化钠注射液250mL加醒脑静注射液20mL bid。

全身炎症反应综合征或/和多脏器功能衰竭：0.9%氯化钠注射液250mL加血必净注射液100mL bid。

免疫抑制：葡萄糖注射液250mL加参麦注射液100mL或生脉注射液20~60mL bid。

6）恢复期

（1）肺脾气虚证：

临床表现：气短，倦怠乏力，纳差呕恶，痞满，大便无力，便溏不爽。舌淡胖，苔白腻。

推荐处方：法半夏9g、陈皮10g、党参15g、炙黄芪30g、炒白术10g、茯苓15g、藿香10g、砂仁6g（后下）、甘草6g。

服法：每日1剂，水煎400mL，分2次服用，早晚各1次。

（2）气阴两虚证：

临床表现：乏力，气短，口干，口渴，心悸，汗多，纳差，低热或不热，干咳少痰。舌干少津，脉细或虚无力。

推荐处方：南北沙参各 10g、麦冬 15g、西洋参 6g、五味子 6g、生石膏 15g、淡竹叶 10g、桑叶 10g、芦根 15g、丹参 15g、生甘草 6g。

服法：每日 1 剂，水煎 400mL，分 2 次服用，早晚各 1 次。

十一、出院标准和出院后注意事项

（一）出院标准

（1）体温恢复正常 3 天以上。

（2）呼吸道症状明显好转。

（3）肺部影像学显示急性渗出性病变明显改善。

（4）连续两次痰、鼻咽拭子等呼吸道标本核酸检测阴性（采样时间至少间隔 24 小时）。

满足以上条件者可出院。

（二）出院后注意事项

（1）定点医院要做好与患者居住地基层医疗机构间的联系，共享病历资料，及时将出院患者信息推送至患者辖区或居住地居委会和基层医疗卫生机构。

（2）患者出院后，建议应继续进行14天的隔离管理和健康状况监测，佩戴口罩，有条件的居住在通风良好的单人房间，减少与家人的近距离密切接触，分餐饮食，做好手卫生，避免外出活动。

（3）建议在出院后第2周和第4周到医院随访、复诊。

十二、转运原则

按照国家卫生健康委印发的《新型冠状病毒感染的肺炎病例转运工作方案（试行）》执行。

十三、医疗机构内感染预防与控制

严格按照国家卫生健康委《医疗机构内新型冠状病毒感染预防与控制技术指南（第一版）》《新型冠状病毒感染的肺炎防护中常见医用防护用品使用范围指引（试行）》的要求执行。

本书编者注：以上是截至 2020 年 3 月 3 日，国家卫生健康委员会发布的《新型冠状病毒肺炎诊疗方案（试行第七版）》。国家卫生健康委员会根据对新型冠状病毒的基础与临床研究进展，公布更新了多个版本的诊疗方案，对指导临床诊断与治疗、疾病控制与预防，起到了重要作用。

后 记

　　突如其来的疫情，让我们更加团结；突如其来的疫情，让我们更依靠科学；突如其来的疫情，让我们更加懂得担当与责任。疫情必将过去，人民终将胜利，科学终将胜利！疫情过后，我们更加热爱祖国、热爱生活；疫情过后，我们必将朝气蓬勃、勇往直前！

　　终结这一场疫病的关键，还是强有力的隔离措施！医疗、科研、疾控各方的有效联动，更显示了中国在疾控方面的成熟与进步。诚然，在疫病迅猛暴发的初期，湖北省的医疗资源势单力薄，但四万多来自祖国各地的医疗精英来到这里，迅速扭转了局面，这也是社会主义制度能够集中力量办大事，解决大危机的制度优势的体现。湖北人民感谢来自四面八方的支援！

　　目前，防疫抗疫已经取得了阶段性胜利，疫情的蔓延和扩散势头得到了有效控制，但完全消灭疫情，并防止此类事件再次发生，则需要更持久的努力，需要全社会共同参与，需要每一个公民的关心和支持。同时，经此一疫，我们也应该思考，在未来的发展中，如何贯彻落实科学的生态发展理念，与自然和谐共生，减少和控制人畜共患病毒病，如何更加有效地防控重大疫病，保护人民健康。

这本书，是专门为校园疫情防控而编写的。随着疫情防控形势的变化，以及人们对新型冠状病毒和新型冠状病毒肺炎的了解和研究的发展，相信届时教育部、学校等也会有相应的规范要求和准则颁布，望大家遵照执行。